AF385278

MÉMOIRE

SUR

LA NATURE DE LA FIÈVRE TYPHOÏDE

ET SUR

LE TRAITEMENT A LUI OPPOSER,

EXTRAIT DES ANNALES DE LA SOCIÉTÉ D'ÉMULATION DES VOSGES. — 1843.

PAR LÉOPOLD TURCK,

DOCTEUR EN MÉDECINE A PLOMBIÈRES,
ANCIEN MEMBRE
DE L'ACADÉMIE DES SCIENCES ET ARTS ET DE LA SOCIÉTÉ D'AGRICULTURE DE NANCY,
CORRESPONDANT DE LA SOCIÉTÉ DES SCIENCES MÉDICALES
DU DÉPARTEMENT DE LA MOSELLE,
MEMBRE DE LA SOCIÉTÉ D'ÉMULATION DES VOSGES,
DE LA SOCIÉTÉ D'AGRICULTURE DU CANTAL,
DE LA SOCIÉTÉ VAUDOISE DES SCIENCES MÉDICALES,
DE LA SOCIÉTÉ MÉDICO-LÉGALE DU GRAND DUCHÉ DE BADE, ETC., ETC.

Æstimatio causæ sœpè morbum solvit.
CELSE.

PARIS,

CHEZ J.-B. BAILLERE, LIBRAIRE DE L'ACADÉMIE ROYALE DE MÉDECINE,
Rue de l'École de Médecine, 17.

PLOMBIÈRES,

CHEZ BLAISE, LIBRAIRE.

1843.

AVANT-PROPOS.

Depuis plusieurs années, la fièvre typhoïde s'est développée avec beaucoup de rigueur dans le département des Vosges, et notamment cet hiver, dans un pensionnat de jeunes demoiselles. Sur trente-six élèves que renfermait la maison, neuf ont succombé à cette maladie. Ses causes les plus probables ont été le défaut d'espace dans les salles d'étude et les dortoirs, une cour humide, sombre et petite, et l'humidité de la saison. Le traitement a été dirigé par des médecins, hommes de cœur et de talent, et cependant le mal s'est montré en cette circonstance plus puissant que leurs efforts. Les saignées et les purgatifs ont été, je crois, seuls ou réunis, les moyens opposés à ce fléau.

D'un autre côté, mon honorable ami, M. le docteur Haxo, frappé, soit de l'insuffisance des moyens employés jusqu'ici, soit de la diversité des opinions émises en pareille matière, a demandé et obtenu, de la Société d'Émulation des Vosges, qu'une médaille d'or, du prix de 200 francs, fût offerte à l'auteur du meilleur mémoire qui lui serait adressé sur cette grave maladie.

Dans la même séance, et sous l'empire des mêmes inspirations, je faisais hommage à notre Société du mémoire suivant, qu'elle a bien voulu faire insérer dans ses *Annales*. L'accueil qu'elle a fait à mon travail ne peut être justifié que par l'intention qui m'animait et par une extrême indulgence. Cette indulgence, je la mérite un peu, éloigné comme je le suis de tout centre scientifique et des ressources qu'il faudrait pour traiter convenablement un sujet aussi important. Toutefois, je crains bien que, ne me tenant pas assez de compte des difficultés qui m'environnent, beaucoup de mes confrères ne m'accusent, en me lisant, d'avoir trop oublié le précepte du poète :
Sumite materiam vestris, qui scribitis, æquam viribus.

Mais je ne chercherai pas à me défendre de ce reproche et à désarmer mes critiques. Je suis le premier à reconnaître l'insuffisance de mon travail, tout en le croyant utile. J'expose et je défends des idées qui, pour n'être guère que l'expression de l'expérience des anciens et de la science des modernes, sont cependant nouvelles et appelées à exercer bientôt une grande et légitime influence sur la médecine. J'apporte à l'édifice médical une pierre qui n'a été ni arrachée, ni façonnée par moi; je l'apporte, parce que j'ai reconnu qu'elle était bonne, et je suis prêt à la soutenir comme telle. J'aurai d'autant plus à faire pour cela qu'elle sera meilleure : n'est-il pas dans la destinée des idées puissantes d'exciter d'abord de vives contradictions !

Fontenelle disait, à cause de cela, que s'il avait la main pleine de vérités il ne l'ouvrirait pas ; mais Fontenelle avait encore plus d'égoïsme que d'esprit, et l'amour de l'humanité doit toujours guider le médecin à travers les obstacles qu'il rencontre. Ce n'est qu'ainsi qu'il pourra rester fidèle à cette belle partie du serment d'Hippocrate : *Sed castam et ab omni scelere puram tùm vitam, tùm artem meam perpetuò præstabo.* Ne serait-ce pas en effet manquer à ce grand devoir et souiller notre art et nos personnes si, croyant avoir rencontré la vérité, nous la cachions pour de misérables intérêts d'argent et de clientelle.

En lisant mon mémoire, on verra comment j'ai été amené à proscrire, du traitement de la fièvre typhoïde, les saignées et les purgatifs. On m'objectera peut-être que les purgatifs sont moins nuisibles dans ce cas que les saignées; on me vantera les bons effets de l'eau de Sedlitz; mais le savant et consciencieux docteur Louis nous a suffisamment édifiés sur la valeur de cette médication, en nous donnant, pour les cas graves, une moyenne de traitement de trente-quatre jours et une de dix-neuf pour les cas légers, avec une mortalité de huit à dix pour cent.

Tout le monde reconnaîtra bientôt, je l'espère, que si, dans la fièvre typhoïde, les cathartiques sont généralement moins nuisibles que la saignée, ils le sont cependant beaucoup encore. Comment, en effet, les purgatifs pourraient-ils guérir une maladie due au défaut d'action de la peau ? Je n'ai rien épargné dans mon mémoire pour le prouver, et si quelques médecins, qui n'auraient pas assez réfléchi sur l'importance des sécrétions en général et sur celle de la peau en particulier, étaient tentés de me contester le rôle que je fais jouer ici à cette vaste membrane ; si, à toutes les preuves que j'ai fournies en faveur de mon opinion, si, à tous les noms illustres que j'ai cités à l'appui de mes doctrines, il fallait ajouter encore, j'invoquerais l'autorité du médecin de Pergame, dont la grande figure ne le cède pas en majesté à celle du divin Hippocrate.

Voici ce que nous trouvons dans son traité *DE MORBORUM CAUSIS : Si ob astrictam cutim cohibeantur difflari ea quæ priùs difflari consue-*

verant, si quidem fuliginosa fuerint in specus cordis conversa eos exurunt, protinùsque febrim accendunt. Il dit dans son traité *DE DIFFERENTIIS FEBRORUM : Porrò per obstructiones meatuum et humorum constipationes ob putredinem solet febris oriri... Frigus cogit, densat, stipat, astringitque corpora quibus occurrit : quò fit ut insensiles perspirationes, manifestòque effluxus cohibeat,* ajoute-t-il dàns son *Traité des épidémies.*

Les Arabes qui, au temps de Moïse, étaient déja tels à peu près que nous les voyons aujour-'d'hui, et chez lesquels on trouve tant de preuves d'une vieille et puissante observation, ont aussi reconnu le rôle considérable de la peau et l'ont consacré d'une manière bien remarquable. Quand ils s'abordent, au lieu de se demander mutuellement comment ils se portent : *ente haar*, comment sues-tu, comment as-tu chaud ? se disent-ils, et malheur à celui qui répond *ma fisch haar,* je ne sue pas : une maladie grave, la mort même le menacent.

Tous les médecins ont lu le rapport de mon savant ami, M. le docteur Scouttetten, sur l'hydrothérapie qu'il est allé étudier en Allemagne, d'après l'ordre de M. le Ministre de la guerre, et tout le monde a retenu le fait remarquable qu'il cite d'une fièvre typhoïde guérie en cinq jours à l'aide de l'eau froide, à l'hôpital de Strasbourg. Le sujet de cette observation, le soldat G., était depuis un mois à cet hôpital pour se guérir d'un rhumatisme articulaire aigu. Convalescent de cette maladie, la diarrhée, le délire, la fièvre typhoïde enfin vinrent l'accabler. L'eau froide a pu le débarrasser en cinq jours de cette grave complication de maux. On me demandera peut-être comment, avec mes principes, il serait possible d'expliquer la guérison de cet homme ; on me demandera si j'accepte le dogme de l'école homéopathique : *similia similibus curantur*. Je n'en ai garde, et dans le fait, l'eau froide, appliquée à l'extérieur, d'après la méthode de Prietznitz, n'a d'autre effet que de relever les fonctions affaiblies de la peau, qui bientôt alors se couvre d'une sueur abondante. L'eau froide agit dans ce cas comme le feraient les bains très-chauds, les étuves, les lotions alcalines, mais avec beaucoup plus de peine, d'une manière bien plus fatigante et non toujours exempte de dangers. M. le docteur Scouttetten convient aussi qu'il est impossible d'appliquer ce traitement aux maladies de la poitrine, et une foule de fois nous rencontrons les poumons malades quand nous sommes appelés près de personnes affectées de la fièvre typhoïde. L'hydrothérapie serait mortelle alors, elle le serait aussi dans les cas nombreux où la force de réaction ne suffirait pas pour rappeler une chaleur suffisante à la peau.

Je connais un cultivateur des bords de la Seille, M. Triboult, de Tincri, cultivateur à Delme, qui traîne depuis deux ans la plus misérable existence, par suite d'un abcès du bassin qu'il doit à des bains froids et courts, qu'un médecin, disciple de M. Prietznitz, et fondateur lui-même d'un établissement d'hydrothérapie à Pont-à-Mousson, lui avait conseillés pour le guérir d'une sciatique. J'ai connu deux hommes distingués, à Nancy, M. le docteur G. et M. Th., qui, tous deux, furent maires de cette ville. Ils s'étaient habitués à prendre des bains froids, même en hiver, et ils en vantaient l'excellence. Ces bains les usèrent de bonne heure, et de bonne heure ils furent accablés par les plus pénibles infirmités de la vieillesse. C'est ce que comprenaient bien les anciens médecins, qui connaissaient beaucoup mieux que nous l'art d'administrer les bains. *Et oportet ut ille qui vult balneari in aquâ frigidâ*, disait Avicennes, *sit juvenis, ut ejus caliditas sit sufficiens ad resistendum aquæ frigidæ*, etc.

Je ne veux certainement pas me poser ici en détracteur du célèbre Prietznitz, au mérite duquel

je rends depuis long-temps un sincère hommage,
et que mon frère a si bien apprécié il y a long-
temps déjà dans un article de la *Revue du Nord.*
Mais, médecin aux eaux de Plombières depuis
de nombreuses années, ma pratique m'a fourni,
ainsi qu'aux autres médecins des eaux thermales,
un grand nombre de faits aussi beaux, plus
beaux peut-être que ceux que l'on vante comme
des miracles de l'hydrothérapie ; j'ai obtenu ces
résultats en bien moins de temps que n'en exige
l'emploi de l'eau froide, je les ai obtenus avec
bien moins de souffrances et de dangers de la
part des malades, et nos moyens peuvent s'appliquer avec succès à la plupart des maladies
aigües et chroniques, tandis qu'il est loin d'en
être ainsi, comme nous l'avons vu tout à l'heure,
du traitement autrichien.

Quoi qu'il en soit, les faits que l'on doit à
M. Prietznitz et à ses disciples, ceux que four-
nissent chaque jour nos établissements thermaux,
ceux aussi que j'ai consignés dans mon mémoire
prouveront, je l'espère, que le plus grand nombre de nos maladies aigües ou chroniques reconnaît pour cause la diminution des fonctions de
la peau, fonctions que mon frère a fait si bien
connaître, en même temps qu'il a découvert
les plus puissants moyens de les modifier.

MÉMOIRE

SUR

LA NATURE DE LA FIÈVRE TYPHOÏDE

ET SUR

LE TRAITEMENT A LUI OPPOSER,

PAR LÉOPOLD TURCK,

DOCTEUR EN MÉDECINE A PLOMBIÈRES.

L'illustre Morgagni, dans son épitre dédicatoire à l'académie des *Curieux de la nature*, à l'occasion de son premier volume *De sedibus et causis morborum per anatomem indagatis*, s'élevant contre les médecins qui, de son temps, contestaient l'utilité de l'anatomie pathologique, les appelle des demi-savants, des présomptueux, des oisifs, des sceptiques dont il faut désespérer. Un professeur fort distingué de la faculté de Strasbourg, M. le docteur Forget, dans son discours d'ouverture de la dernière année scolaire, en parlant des médecins qui, de nos jours, ont encore des opinions à peu près semblables à celles que flétrissait Morgagni, les compare à des sauvages maudissant le soleil, parce que ses rayons les brûlent et que son éclat les éblouit.

Ces jugements, si absolus qu'ils soient, ne sont heureusement pas sans appel. On peut aujourd'hui, plus qu'à aucune autre époque, grâce surtout aux progrès récents de la science, accuser l'anatomie pathologique d'avoir momentanément usurpé une place beaucoup plus grande que celle qu'elle doit occuper. Je sais bien que, si, ne considérant pas cette branche de la médecine comme la lumière qui doit surtout nous guider, ainsi que le voudrait Morgagni, on rejetait en outre tous les enseignements qu'elle peut nous fournir, on commettrait une grave erreur. L'anatomie pathologique a mis en évidence une foule de faits dont la physiologie peut profiter bien mieux que des expériences si cruelles, prodiguées de nos jours sur les animaux, mais moins cruelles cependant, il faut bien en convenir, que celles que préconisait Celse quand il disait : *optimè fecisse Herophilum et Erasistratum qui nocentes homines à regibus ex carcere acceptos vivos inciderint.*

L'anatomie pathologique peut nous fournir encore des renseignements très-précieux sur les altérations organiques produites par les maladies que nous n'avons pu guérir, mais hors de là, elle ne peut plus que nous égarer dans la route de l'observation, elle ne peut qu'arrêter la marche de la science. Ainsi, quand Morgagni prétendait que, si, après avoir examiné un grand nombre de corps morts d'une même maladie, on trouvait dans tous la même altération organique, cette altération était bien la maladie même, Morgagni se trompait complétement : il prenait l'effet pour la cause. Cette erreur a été partagée après lui par presque toute l'école anatomo-pathologique dont Théophile Bonnet et lui doivent être considérés comme les fondateurs et les chefs.

Aussi long-temps que l'organisation fonctionne avec régularité, une lésion anatomique ne peut certainement pas s'y produire, et quand cette lésion apparaît, il y a toujours un trouble fonctionnel qui l'a précédée. Mais ce trouble ne peut avoir lieu sans une cause déterminante, et c'est l'action de cette cause sur l'économie qui constitue et qui caractérise la maladie : la lésion anatomique n'en est qu'un des effets, comme la douleur, l'accélération ou le ralentissement du pouls et tous les autres désordres que l'on peut observer chez les malades ; nier cela, ce serait vouloir un effet sans cause, ce serait bien autre chose que l'organisation spontanée qui ne peut se passer encore de l'influence de l'eau, de l'air, de la lumière, de la chaleur et de l'électricité : ce serait une impossibilité. Que, par exemple, un homme, sous l'influence d'un froid subit, contracte une pneumonie, au moment même où le froid agit, est-ce que la lésion anatomique existe déjà ? Évidemment non, elle ne vient qu'à la longue et comme produite par l'action du froid. C'est ce qu'est obligé de reconnaître M. Forget dans la leçon déjà citée ; mais, ajoute-t-il, entre le froid qui agit sur la peau et la lésion qui constitue la pneumonie ou le rhumatisme, il existe un intermédiaire : quel est-il ? est-ce le sang ? est-ce l'influx nerveux ? est-ce l'un et l'autre ? S'il existe une lésion générale, en quoi consiste-t-elle ? quelle est sa nature ? quels sont surtout les moyens d'y remédier ?

Vous croyez sans doute que M. Forget va répondre à toutes ces questions qu'il a si bien posées ; mon Dieu ! non ; il a hâte de vous dire que, s'il est curieux de les agiter théoriquement, il serait dangereux de les faire intervenir dans la pratique ; que pour lui il néglige l'étude des causes pour arriver le plus vite possible au douloureux mobile des expressions fonctionnelles, à la lésion anatomique ; et c'est ce qu'on nomme faire de la médecine positive ! Mais le mode d'action de la cause morbide n'est-il donc qu'une curieuse inutilité ? Certes, il faudrait le connaître avant d'oser le juger ainsi. Où en seraient les physiciens et les chimistes s'ils avaient adopté une marche semblable? si , au lieu de suivre avec sévérité et à l'aide de beaucoup de labeurs , l'enchaînement de tous les phénomènes qui se présentaient à leur observation , ils avaient éludé ainsi les principales difficultés en ne s'attachant qu'aux modifications matérielles les plus apparentes? Leurs sciences, aujourd'hui si avancées, si fécondes en puissants enseignements, seraient encore dans d'épaisses ténèbres.

Non , l'étude de la cause morbide et de son action sur l'économie n'est pas une étude inutile. C'est par elle au contraire, c'est par elle surtout que vous arriverez à apprécier le véritable caractère , la nature de la maladie que vous êtes appelé à soigner ; et tant que cette nature ne vous sera pas connue, vous aurez beau vous débattre , malgré tous vos efforts , malgré toute votre science , de nombreux revers viendront attester que la lumière qui vous guide est trompeuse.

Mais comment suivre l'action du froid de la peau jusque dans l'intérieur de la poitrine , et comment retirer de cette étude d'utiles enseignements? Pour être difficile , cela n'est pas impossible , il s'en faut bien ; je vais essayer de le démontrer.

Depuis le commencement du dix-septième siècle (1) , nous savons , grâce aux travaux de Sanctorius , que la peau est de beaucoup le plus puissant de nos sécréteurs. Les expériences si remarquables de l'illustre médecin de

(1) Je demande pardon à mes lecteurs d'avoir fait précéder ce que j'ai à dire sur la fièvre typhoïde d'une exposition rapide des doctrines électro-chimiques sur lesquelles j'appuie mon travail ; mais comme ces doctrines sont encore fort peu répandues, j'aurais risqué sans cela d'être inintelligible pour beaucoup de personnnes , et j'aurais ôté ainsi à mes recherches le peu d'utilité qu'elles peuvent avoir.

Venise l'ont surabondamment démontré, et depuis lui un grand nombre d'autres savants, parmi lesquels on distingue Dodart, Keil, Robinson, Sauvage, Lavoisier et Seguin, sont venus confirmer l'exactitude de ses recherches. Cruickshanks le premier a démontré qu'il s'exhale continuellement de la peau une grande quantité d'acide carbonique. Le comte de Milly obtint des résultats analogues que Jurine a confirmés depuis.

Bertholet a découvert ensuite un autre acide dans la transpiration cutanée, il le croyait de l'acide phosphorique. Une expérience de Davy porterait à croire que cet acide est un mélange d'acides sulfurique, chlorhydrique et phosphorique. Il résulterait de recherches peu précises sur le même sujet, par MM. Thénard et Berzélius, que cet acide serait de l'acide acétique ou de l'acide lactique ; enfin, Anselmino a trouvé dans la transpiration cutanée l'acide carbonique que signalait Cruickshanks et l'acide acétique qu'y rencontra M. Thénard.

L'humeur de la transpiration cutanée est donc acide ; mais par quelle cause mystérieuse la peau peut-elle extraire, du sang qui l'abreuve, des substances de cette nature, puisque le sang est toujours alcalin ? Ce problème si important a été complétement résolu par les travaux de mon frère, qui établissent de la manière la plus évidente que la peau contient toujours chez l'homme sain de l'électricité négative à l'état de tension, et d'autant plus que ses fonctions sont plus puissantes.

On comprend dès-lors que la peau, électrisée régulièrement, repousse loin d'elle les substances qui jouissent de la même électricité. C'est donc dans les sels du sang que la peau puise les acides qu'elle secrète. Ses fonctions ont donc, au nombre de leurs résultats, celui de mettre en liberté les alcalis du sang.

Mais si la peau secrète des acides en vertu de sa tension négative, en est-il de même des poumons, qui, eux aussi, paraissent devoir être rangés parmi les sécréteurs négatifs, puisqu'ils rejettent de l'acide carbonique ? Un examen superficiel pourrait amener à cette conclusion, mais mon frère a prouvé qu'en présence de l'oxygène, le plus négatif de tous les corps connus, l'acide carbonique jouait le rôle d'une substance positive ou alcaline, et que les poumons, étant avides du premier de ces gaz et repoussant l'autre, étaient nécessairement doués d'une électricité contraire à celle de la peau, qu'ils étaient électrisés positivement. Aussi, tandis que les lotions alcalines excitent la peau, augmentent sa transpiration et la rendent d'autant plus acide qu'elles sont plus alcalines, les inspirations ammoniacales, à dose modérée, agissent d'une manière entièrement opposée sur les poumons et en diminuent la vitalité, comme le font les lotions acidulés sur la peau.

Si maintenant on examine tous les autres sécréteurs, on voit que les uns sont négatifs comme la peau, les autres positifs comme les poumons. Ainsi avec ceux-ci on compte le foie, les glandes salivaires et lacrymales, le pancréas, les testicules et les séreuses. Avec la peau, au contraire, le tube intestinal, les reins et les mamelles, et, chose bien remarquable, les sympathies organiques s'exercent encore d'après cette grande loi. Ainsi, les organes génitaux achèvent de se développer en même temps que les poumons, leur exercice abusif entraîne facilement la phthisie pulmonaire, comme cette dernière maladie amène leur surexcitation. Tout le monde connaît aussi les étroites sympathies qui existent entre les organes génitaux et la muqueuse de l'œil, entre les poumons et le foie.

Des sympathies non moins étroites unissent la peau au tube intestinal, aux reins et aux mamelles. Il y a donc dans l'homme une véritable pile, dont les éléments divers sont séparés par le tissu cellulaire, auquel mon frère a reconnu la propriété d'isoler d'assez forts courants électriques, tant que ses cellules ne sont pas blessées : le système nerveux et les vaisseaux sanguins viennent fermer le cercle de cette pile vivante. On comprend dès-lors qu'aussitôt qu'un de ses pôles se trouve affaibli, la tension de l'autre doit augmenter absolument comme cela aurait lieu dans une pile ordinaire.

Quand donc la peau se trouve affaiblie par le froid humide ou par toute autre cause débilitante, les reins, le tube intestinal, les mamelles éprouvent la même faiblesse, et tout l'appareil opposé se trouve dans un état contraire. Il y a alors une tension morbide qui appelle, dans les organes où elle s'exerce, une trop grande quantité de sang, et qui constitue les phénomènes de l'inflammation. Le sang est appelé d'autant plus énergiquement dans ce cas que, les sécréteurs acides n'agissant plus avec assez de force, ses bases saturées en trop grande quantité offrent davantage, à l'électricité positive qui en est avide, les acides auxquels elles sont unies.

Mais il peut se passer alors, dans un point quelconque de l'appareil positif, un phénomène très-important, et qui avait échappé jusqu'ici aux observateurs qui ont précédé mon frère. La tension du système positif, devenant trop forte, oblige celui-ci à se décharger sur l'appareil opposé par un point quelconque de son étendue, par celui qui offre le moins d'obstacles à la rencontre des deux électricités. La goutte, le rhumatisme aigu, les inflammations des dents et une foule d'autres cas nous en offrent de nombreux exemples.

On peut donc étudier l'action du froid sur la peau et s'expliquer facilement tous les accidents morbides qui en

2

sont le résultat : on peut, en d'autres termes, suivre son action depuis la peau jusque dans l'épaisseur de nos tissus les plus profonds et la bien comprendre. Mais sera-ce une étude simplement curieuse, ainsi que le prétend M. le professeur Forget ? Non, certes, ce sera une étude du plus grand intérêt, puisqu'en nous enseignant la nature de la maladie, elle nous indiquera en même temps les meilleurs moyens de la combattre.

Connaissant en effet l'importance des sécrétions de la peau, sachant que d'elles résultent d'une part la production d'une grande partie de notre fluide nerveux, de l'autre, le rejet hors de l'économie de substances acides, puisées dans les sels du sang, nous comprenons que la diminution de ces sécrétions amène aussi une diminution considérable dans la production du fluide nerveux, ainsi qu'une modification matérielle et nuisible dans la plus importante de nos humeurs, dans le sang, qui, n'étant plus alors assez alcalin, devient trop plastique et trop facile à attirer par les organes électrisés positivement.

Dès-lors, dans toutes les maladies qui auront pour cause un refroidissement de la peau, une diminution de ses sécrétions, nous devrons avant tout chercher à rappeler ces dernières à l'état normal, en n'oubliant pas qu'il faudra d'abord les surexciter d'autant plus et d'autant plus longtemps que leur interruption aura duré davantage, et que l'altération consécutive du sang sera plus profonde.

Ces considérations générales étaient un préliminaire obligé pour que je pusse arriver plus facilement à l'importante question de la fièvre typhoïde. Si je n'avais pas montré d'abord combien se trompent ceux qui accordent une si grande valeur aux lésions anatomiques qu'ils les considèrent comme la maladie même, si je n'avais pas insisté sur l'importance d'une étude plus attentive, ne négligeant

dans l'examen d'une maladie aucune circonstance appré-
ciable, mes efforts auraient pu échouer devant la réputation
de ceux de mes confrères qui, dans ces derniers temps,
se sont le plus occupés de ce grave sujet.

Cette maladie, extrêmement commune, à formes très-
variées, et susceptible de revêtir les caractères les plus redoutables, est encore à peu près entièrement inconnue.
Les recherches des anatomo-pathologistes ont bien appris
que le plus souvent, chez les malades qui succombent à
cette affection, il y a une altération morbide de la dernière portion, surtout de l'intestin grêle et principalement
de ses plaques elliptiques, mais elles n'ont pas plus enseigné
la nature de la maladie et le remède qui lui convient, que
les mêmes recherches n'ont enseigné la nature du cancer et
celle du tubercule.

Lorsque les glandes de Peyer sont ulcérées au point
de déterminer une abondante hémorragie, ou lorsque
l'ulcération perfore l'intestin, l'altération organique est
évidemment la cause prochaine de la mort : mais bien
souvent on meurt de cette maladie sans avoir d'hémorragies
ou de perforations intestinales ; il faut souvent même une
grande attention pour reconnaître une altération morbide des plaques, ou bien les ulcérations ont disparu et
sont remplacées par des cicatrices lorsque la mort arrive.
A quoi donc attribuer cette dernière ? Et puis quand bien
même toutes les personnes qui succombent à la fièvre typhoïde auraient de nombreuses ulcérations, des perforations
intestinales, que prouveraient-elles autre chose, sinon
que la fièvre typhoïde amène à sa suite, dans les cas graves,
ces altérations morbides ? Au surplus, la preuve la plus
complète que la connaissance de ces lésions anatomiques
est tout-à-fait stérile, c'est que, malgré d'innombrables
ouvertures cadavériques, malgré de nombreuses discussions

soutenues dans les dernières années par les plus habiles professeurs , malgré tous leurs efforts , on est encore obligé maintenant de réclamer une enquête sur le meilleur traitement à prescrire contre cette maladie.

Si l'anatomie pathologique avait pu découvrir le caractère de la fièvre typhoïde, comment le savant M. Louis serait-il en si complet désaccord avec M. Bouillaud , pourquoi M. Forget serait-il en opposition si tranchée avec M. Louis, avec M. Chomel , avec M. Bouillaud lui-même ? N'est-il pas évident que la cause de tant et de si graves dissidences vient de ce que ces savants médecins , prenant l'effet pour la cause, sont partis tous deux d'une base également fausse, et pour apprendre la vie , n'ont interrogé que la mort ?

On m'objectera peut-être , avec Galien du reste , que toute fonction correspondant à un organe chargé de l'exécuter , tous les troubles qu'elle peut éprouver ne viennent que d'une lésion quelconque de cet organe , et que dès-lors les recherches des anatomo-pathologistes sont seules capables de découvrir la nature des maladies. Certes , j'admets bien les rapports les plus étroits entre l'organe et la fonction qu'il exécute , mais je nie que tout trouble fonctionnel réponde à une lésion anatomique ; il s'en faut bien qu'il en soit ainsi. Très - souvent les troubles fonctionnels ne sont pas accompagnés de lésion de tissu ; sans cela la vie serait impossible, l'organisation la plus robuste serait détruite en peu de temps. Ne confondons plus la lésion de fonction avec la lésion anatomique ; il y a souvent entre elles , et heureusement pour nous , d'énormes différences ; mais étudions avec plus de soin qu'on ne l'a fait jusqu'ici les lésions fonctionnelles , leurs causes et toutes les modifications matérielles qui peuvent en résulter, non-seulement dans un point quelconque de l'économie , mais dans son ensemble.

La fièvre typhoïde a reçu des noms fort divers, suivant le plus ou le moins de gravité des symptômes qu'elle présentait, suivant aussi les opinions médicales des observateurs. On l'a nommée synoque, synoque putride, fièvre ardente, fièvre putride, fièvre bilieuse, fièvre inflammatoire, fièvre maligne, fièvre nerveuse, fièvre lymphatique, fièvre muqueuse, fièvre mésentérique, fièvre pituiteuse, fièvre pestilentielle, fièvre angeioténique, fièvre méningogastrique, fièvre bilioso-putride, fièvre adéno-méningée, fièvre adynamique, fièvre ataxique, fièvre typhoïde, dothinentérie, et enfin entérite folliculeuse. Plusieurs médecins de notre époque pensent que toutes les fièvres continues des auteurs ne sont que des variétés de cette maladie. Ils se trompent cependant, car un certain nombre de fièvres continues sont d'une nature entièrement opposée à celle de la fièvre typhoïde : telle est la suette miliaire, telle était aussi la fièvre que Sydenham observait de 1667 à 1668.

Hippocrate, qui, le premier, nous a donné de bonnes descriptions de la fièvre typhoïde, bonnes au moins pour le temps où vivait ce grand homme, ne nous a rien appris sur le traitement à lui opposer; mais déjà ce profond observateur remarquait que la plupart de ses malades avaient des frissons dès le début, des sueurs partielles souvent froides et les extrémités glacées.

Sydenham, en décrivant la fièvre de 1685, nous dit qu'au début les malades étaient attaqués de froid et de chaud. Après avoir décrit les fièvres intermittentes de 1661, 62, 63 et 64, parlant de la fièvre continue qui régnait à la même époque, il dit qu'elle commençait comme les autres fièvres, c'est-à-dire par le frisson; que la peau des malades était sèche, leur langue sèche et noire, et qu'au second ou au troisième septenaire, cette affection se terminait par une sueur ou plutôt par une douce moiteur.

D'après Huxam, la fièvre lente nerveuse débute par des frissons, des tremblements qui sont beaucoup plus forts lorsque la fièvre doit être putride.

La fièvre inflammatoire ou synoque non putride de Stoll commence par un froid considérable. Les femmes attaquées par la fièvre lente nerveuse, entrées dans son hôpital pendant les mois d'avril et mai 1777, éprouvaient pour la plupart, au début, des frissons légers et vagues, avaient la peau sèche, sale, imperspirable, rude au toucher.

La phrénésie, assez commune dans son hôpital, et qui n'est souvent qu'une variété de la fièvre typhoïde, était aussi toujours précédée par des frissons, des douleurs obtuses de la tête, de la lassitude. Ailleurs, parlant de la fièvre bilieuse simple, Stoll nous dit encore qu'elle commence par de l'horripilation. La lassitude et des horripilations sont aussi, d'après lui, les premiers symptômes de la fièvre pituiteuse, et un froid presque continuel est le prodrôme de la fièvre putride ou synoque putride.

J. Franck, décrivant la fièvre pituiteuse ou muqueuse, lui donne pour premiers symptômes des frissons et la sécheresse de la peau : il reconnaît un début semblable à la fièvre gastrico-saburrale, à la fièvre continue gastrique, à la fièvre rhumatismale simple, à la fièvre inflammatoire.

M. Louis a reconnu que, sur trente-trois personnes mortes d'affection typhoïde et observées par lui, trente-une avaient eu des frissons au début. Chez celles qui guérissaient de cette maladie, le même médecin a remarqué que, dans les cas graves, il y avait toujours eu, au commencement, des frissons ou une grande sensibilité au froid. Trois malades seulement sur quarante-cinq sembleraient avoir fait exception à cette loi ; mais, ainsi que le fait observer M. Taupin en parlant des frissons qui signalent, chez les enfants, le début de la fièvre typhoïde, ces frissons

peuvent échapper dans quelques cas à l'attention des malades
et à l'attention de ceux qui les soignent.

Le frisson, dit M. le professeur Forget, est le phénomène initial de la maladie. Ainsi tous les observateurs sont
unanimes pour constater le refroidissement de la peau au
début de la fièvre typhoïde. Comment donc n'a-t-on pas
attaché plus d'importance à un phénomène si constant et
d'un ordre si élevé? Il y a bien des siècles que Celse
disait : *mali etiam morbi signum est... caput et pedes
manusque frigidas habere... aut frigidas extremas partes
acuto morbo urgente. — Qui in fine veris*, disait Sanctorius,
*præmaturè se vestibus spoliant et autumno tardè induunt,
in febres æstate, in destillationes hyeme facilè incidunt.* Enfin
il nous a donné, et il y a long-temps déjà, cet important
précepte entièrement oublié de nos jours : *Si medicus qui
præest aliorum sanitati sit solùm capax additionis et
evacuationis sensibilis et nesciat quanta quotidiè illorum
sit perspiratio insensibilis, illos decipit et non medetur.*
Pourquoi donc n'avons-nous tenu aucun compte de la
transpiration chez nos malades affectés de fièvres typhoïdes,
et des modifications qu'elle éprouve alors en quantité et
en qualité?

Pour bien connaître cette maladie, il faudrait non-seulement faire dans nos hôpitaux un fréquent usage de la
balance de Sanctorius, mais tenir compte aussi de la nature
de la transpiration. On arriverait très-probablement à constater bien vite une diminution considérable des fonctions
de la peau dans ce cas, et on constaterait également que
la transpiration devient alors ou neutre ou beaucoup moins
acide ; on comprendrait ainsi les accidents nerveux, les
modifications humorales et tous les autres phénomènes qui
accompagnent la fièvre typhoïde.

Mais, me dira-t-on, si la peau est froide au début,

bientôt sa température s'élève de manière à rétablir facilement l'équilibre, si son refroidissement seul avait pu le rompre, et M. Louis d'ailleurs a constaté que, chez plus des deux tiers des malades qu'il observait et qui ont succombé à la fièvre typhoïde, la température de leur peau s'était considérablement élevée.

La chaleur de la peau est bien loin d'accompagner toujours une transpiration abondante. J'ai vu souvent la peau des malades être très-chaude et ne pas altérer du tout, pendant l'espace de plusieurs jours, une couche légère de tourne-sol dont je l'avais colorée. C'est que la température d'un organe est loin d'être en rapport constant avec la quantité de ses sécrétions. Ainsi, dans les plaies superficielles, nous avons pu tous observer un grand nombre de fois que la suppuration était presque nulle, alors que la température de la partie malade était très-élevée. Au début d'une bronchite, quand on est tourmenté par une fièvre vive, par une toux continuelle, et que la chaleur du corps est très-grande, les sécrétions bronchiques sont bien moins abondantes qu'elles ne le seront plus tard, quand la chaleur générale aura diminué. Au surplus, on comprend facilement que, dans certaines circonstances, la température de la peau s'élève beaucoup, quand bien même ses sécrétions seraient notablement affaiblies. On sait, en effet, que les liquides ont besoin, pour passer à l'état de vapeur, d'une quantité très-considérable de chaleur, qui disparaît aussi long-temps que ces corps restent dans ce nouvel état, et cette chaleur reçoit alors, à cause de cela même, le nom de calorique latent. On a calculé que ce calorique s'élevait pour la vapeur d'eau à 550 degrés centigrades, sous la pression atmosphérique ordinaire. Ainsi, que l'on mêle une livre d'eau en vapeur, marquant 100 degrés, à cinq livres et demie d'eau au degré de la glace fondante, au 0 de l'échelle, on aura six livres et demi d'eau à 100 degrés, c'est-à-dire, à la température de l'eau bouillante. Or qu'un homme rejette par la transpiration cutanée quatre livres par jour de vapeurs aqueuses, à 30 degrés centigrades seulement, il aura perdu ainsi 2,320 degrés de chaleur. Mais si la peau se refuse à cette fonction, ou ne l'accomplit du moins qu'imparfaitement, on comprend qu'elle puisse arriver alors à une température beaucoup plus élevée que si elle fournissait de la chaleur à une transpiration abondante. M. le docteur Louis a donc raison, quand, dans son remarquable *Traité de la fièvre typhoïde*, il attribue la grande chaleur qui succède souvent aux frissons chez les malades à une altération spéciale de la peau ; ce qui précède en démontre suffisamment la nature.

La peau, profondément affaiblie, peut fournir encore une sueur abondante qui, aux yeux d'un observateur superficiel, semblera remplir toutes les conditions désirables alors qu'elle en sera cependant bien éloignée : telle est, par exemple, la sueur des phthisiques qui, ainsi que je l'ai souvent essayé, lave la couleur du papier tourne-sol et la dépose sur le linge des malades sans l'altérer en rien. Souvent, dans la fièvre typhoïde, la sueur peut aussi ne pas être acide ou ne pas l'être assez, et tromper ainsi ceux qui la considéreraient comme une preuve du rétablissement des fonctions de la peau. Ces sueurs ne font alors qu'ajouter au mal ; elles n'ont et ne peuvent avoir aucun résultat utile. Au surplus, il est d'une grande importance de ne pas autant tenir encore à une sueur abondante qu'à une transpiration insensible ou sensible, suffisamment acide dans toutes ces maladies caractérisées par le refroidissement de la peau. *Quandò subtilior et sine madore est invisibilis perspiratio, tantò salubrior,* disait Sanctorius. Cependant, quand il faut activer beaucoup la transpiration de la peau, bientôt

la sueur arrive en abondance. Aussi Sanctorius ne la con-
damne pas absolument alors : *perspiratio insensibilis juncta
cum sudore mala*, disait-il, *quià sudor fibrarum vires di-
minuit : dicitur aliquandò bona quià à majore malo divertit.*
Mais la sueur, me dira-t-on, est si peu le remède des
fièvres typhoïdes, que, malgré l'opinion de l'antiquité,
Sydenham, Boerhave, Chirac, Huxam, Cullen et beaucoup
d'autres praticiens distingués proscrivent dans ces fièvres,
surtout à leur début, les diaphorétiques et les cordiaux, qui
ne font la plupart du temps qu'ajouter au mal. J'observerai
d'abord qu'Hippocrate, en recommandant les sueurs, ne
conseille pas de remèdes internes pour les provoquer ; que
Celse, bien long-temps après lui, ne prescrivait encore, pour
faire suer ses malades, que des moyens externes, bien supé-
rieurs alors aux moyens internes : en effet, dans les fièvres
produites par l'affaiblissement de la peau, les stimulants
internes surexcitent d'autant plus l'estomac qu'il est plus
affaibli ; ils peuvent lui faire jouer au milieu du tube intestinal, en changeant son électricité normale, le rôle d'une
capsule articulaire dans un accès de goutte ; ils peuvent y
déterminer une inflammation violente et ajouter beaucoup
ainsi à la gravité de la maladie première.
Je sais bien que des applications chaudes sur la peau, et
surtout une chambre très - chaude, ont souvent aussi de
graves inconvénients ; que ces moyens peuvent ne pas provoquer la sueur, ou n'amener qu'une sueur qui, pour ne
pas être suffisamment acide, n'est pas une sueur critique,
mais qui épuise ou du moins affaiblit les malades sans les
soulager en rien. Je sais bien aussi que ces derniers moyens
peuvent déterminer alors de graves accidents cérébraux ; mais
rien de cela n'infirme ce que j'ai dit précédemment sur la
nécessité, dans les fièvres typhoïdes, de rétablir les fonctions
de la peau ; il faut seulement le faire à l'aide de procédés

convenables, comme je l'exposerai plus tard , et se garder surtout de confondre avec des fièvres typhoïdes les maladies aigües du genre de la suette miliaire , confusion qui ne peut qu'entraîner à sa suite les plus déplorables accidents (1).

Ce que j'ai dit des sympathies qui existent entre la peau , le tube intestinal et les reins , démontre , ce me semble , qu'il est important aussi dans la fièvre typhoïde de fixer son attention sur la nature et la quantité des sécrétions de ces organes. Ainsi , il sera nécessaire d'analyser les urines et les matières fécales rendues par les malades. M. le professeur Bouillaud , examinant les urines de treize personnes affectées de fièvre typhoïde , les a trouvées trois fois neutres et trois fois alcalines. Il est probable que , dans les sept autres cas , elles étaient moins acides que dans l'état normal. L'analyse des matières fécales dans la fièvre typhoïde serait aussi très-importante , et elle jetterait de vives lumières sur les modifications éprouvées alors par la muqueuse du tube intestinal. Je ne négligerai désormais aucune occasion de faire ces recherches.

(1) J'irais bien au-delà de ma pensée si je laissais croire à mes lecteurs que les maladies d'une nature opposée à celles que produit le froid, le froid humide surtout, sont très-rares dans nos climats : il n'y a pas seulement que la suette miliaire ou que des épidémies semblables à celle que décrivait Sidenham en 1667 et 1668. Nous avons chaque année des affections souvent très-graves , sporadiques ou épidémiques , provoquées par le froid ou la chaleur, et qui sont caractérisées par une surexcitation manifeste de la peau. Ces maladies, auxquelles beaucoup de fièvres cérébrales de l'enfance surtout viennent se rattacher, rentrent dans le cadre des fièvres d'été de Stoll , l'un des plus grands praticiens des temps modernes. Alors les vomitifs et les eccoprotiques peuvent être souvent très-utiles, alors les lotions acidules et froides et les bains prolongés le sont toujours. Mais j'en ai dit assez sur l'importance d'étudier d'abord la cause de l'altération des sécréteurs et son mode d'action pour devoir insister davantage sur ce sujet.

MM. Andral et Gavaret, en étudiant les altérations que le sang éprouve dans les maladies, ont reconnu que, dans la fièvre typhoïde, le sang, au début surtout, contient plus de globules sans augmentation ni diminution de la fibrine, tandis que, dans les phlegmasies, la fibrine augmente en raison de la gravité de la maladie, en même temps que les globules diminuent.

Ces résultats, dont jusqu'ici on n'a pas, ce me semble, tiré un parti convenable, sont très-remarquables, et confirment pleinement mon opinion sur la nature de la fièvre typhoïde, opinion basée du reste sur les observations de l'antiquité et des temps modernes. En effet, la surabondance des globules dans le sang des personnes affectées de fièvre typhoïde, prouve évidemment que les bases du sang sont alors saturées en trop grande quantité, résultat indispensable, comme nous l'avons vu déjà, du défaut d'action des sécréteurs acides.

Si on voulait me contester ce fait, je rappellerais que Home a reconnu que le globule sanguin était composé de fibrine; que MM. Dumas et Prevost, en répétant ces expériences, ont obtenu le même résultat ; que mon ami M. le docteur Denis considère ce globule comme formé principalement d'albumine solide, qu'un excès d'alcali et de sel peut dissoudre, et qu'enfin le savant Raspail a une opinion semblable.

On sait maintenant que la fibrine du sang n'est que de l'albumine, contenant moins d'alcali et moins de sel que celle qui reste liquide ; que les alcalis ont la propriété de redissoudre cette fibrine ; dès-lors, plus le sang sera riche en globules, moins il le sera en alcali libre, et j'ai suffisamment démontré déjà que, moins la peau fonctionne, et moins il y a d'alcalis libres dans le sang.

On m'objectera sans doute que, dans la pneumonie, par exemple, maladie bien évidemment due au froid, la fibrine est bien plus abondante dans le sang des malades , qu'alors aussi il y a moins de globules, ce qui est donc l'inverse de ce qu'on rencontre chez les personnes affectées de fièvre typhoïde , et ce qui doit prouver contre l'opinion que je défends.

La différence trouvée entre le sang des malades affectés de fièvre typhoïde et celui des personnes atteintes de pneumonies ou d'autres phlegmasies aiguës , est bien plus apparente que réelle. Dans les deux cas, en effet, l'albumine solide ou la fibrine domine , mais dans l'un elle se précipite en nombreux globules , tandis que dans l'autre elle se prend en masse ; elle forme une couenne plus ou moins épaisse , un caillot plus ou moins solide. Cette différence doit probablement tenir à la différence d'activité des causes. Ordinairement les phlegmasies ont une cause peu éloignée et qui agit avec violence , tandis que les causes qui développent les fièvres typhoïdes ont en général une action beaucoup plus lente , et qui, ne modifiant le sang qu'à la longue , lui donne le temps de constituer une quantité plus considérable de globules. Mais dans ces deux cas, la modification que le sang éprouve , pour être différente quant à l'aspect, n'en est pas moins identique ; elle est une preuve évidente du défaut d'action de la peau , et elle peut fournir au médecin les plus précieuses indications.

Mais ces indications ne sont nullement alors en faveur de la saignée , qui a le grave inconvénient, en affaiblissant l'économie toute entière , de diminuer davantage encore les sécrétions acides et d'ajouter ainsi à la violence du mal. Je sais bien que M. le docteur Forget, par exemple , pour démontrer au moins l'innocuité de la saignée dans la fièvre typhoïde , nous expose que , dans quarante-quatre cas suivis de mort dans sa clinique, sept n'ont pas été saignés , sept n'ont eu que des saignées locales , et que, tandis que

la moyenne de la perte de sang de ceux de ses malades qui
sont sortis guéris a été de 35 onces, soit neuf palettes ou
1 kilogramme 50 grammes, la moyenne de la perte de sang
de ceux de ses malades qui ont succombé n'a été que de
29 onces. Cette différence prouve seulement que, chez les
malades qui sont morts dans la clinique, l'intensité de la
maladie d'une part, et de l'autre, des modifications consti-
tutionnelles ont rendu la saignée tellement et si visiblement
nuisible, que l'entraînement du médecin a dû s'arrêter devant ce que les faits avaient d'impérieux. « M. Louis, qui
» ne considère son opinion sur la fièvre typhoïde que comme
» bonne en attendant mieux, dit que les changements
» heureux observés dans l'état du pouls, de la chaleur et
» des fonctions cérébrales, à la suite de la saignée, ont été
» rares ; assez souvent, au contraire, l'état de la circulation
» ou des autres fonctions resta le même, ou devint plus
» grave dans les mêmes circonstances. » (*Recherches sur
la maladie connue sous les noms de fièvre typhoïde, etc.*),
et ce résultat pratique du savant médecin de l'Hôtel-Dieu
de Paris est confirmé aussi par le plus grand nombre des
observations consignées dans le *Traité de l'Entérite folliculeuse* de M. Forget, travail où l'érudition et le talent de
l'auteur brillent autant que sa bonne foi, mais où l'on voit
évidemment que son respect exagéré pour l'anatomie pathologique l'a fait tomber dans de graves erreurs.

Si l'état du sang chez les malades affectés de fièvre
typhoïde proscrit la saignée comme ne pouvant alors
qu'ajouter au mal, il proscrit avec autant d'évidence
les purgatifs. Ceux-ci, en effet, en provoquant habituellement la sécrétion et l'expulsion hors de l'économie d'une
quantité considérable de bile, ne font qu'augmenter la
prédominance des acides, et par conséquent la proportion
d'albumine précipité dans le sang. Ils ajoutent à l'affai-

blissement de la peau, à la grande cause de la maladie :
ils ont encore un autre danger, c'est qu'ils peuvent tout
aussi bien que les cordiaux et les diaphorétiques, et bien
mieux même, enflammer l'estomac, sans avoir la chance
qu'ont ces derniers remèdes de provoquer par d'abondantes
sueurs une crise salutaire.

Les causes qui développent la fièvre typhoïde sont nombreuses. Ce sont toutes celles qui ont pour effet de diminuer
les fonctions de la peau. Ainsi, l'habitation des hôpitaux
et des prisons la fait naître souvent avec les caractères les
plus graves. Les ouvriers qui viennent de nos départements
à Paris sont très-exposés à la contracter pendant les premiers
mois de leur nouveau séjour : cela tient évidemment à l'air
humide et malsain de Paris, qui agit d'autant plus énergiquement sur ces hommes, qu'ils sont pour la plupart mal
vêtus pendant le jour, insuffisamment couverts pendant la
nuit et exposés souvent à beaucoup d'autres privations,
auxquelles viennent s'ajouter les regrets du pays natal.
Qu'il me soit permis de protester ici contre les accusations
de M. le docteur Forget, à l'occasion des lits de plume qui
servent de couverture aux habitants des campagnes de la
Lorraine et de l'Alsace. Ces lits les préservent d'une foule
de maladies graves, les maintiennent au premier rang parmi
les populations fortes et actives de la France, et il serait
bien à désirer que, dans nos grands hôpitaux, on pût souvent
en offrir de semblables aux malades qui, généralement,
ne sont pas assez couverts.

Dans nos provinces, nous voyons souvent la fièvre typhoïde régner épidémiquement, surtout pendant et après
les étés humides et froids. Elle se propage aussi par infec-
tion, quelquefois avec une facilité déplorable. Les armées
en retraite, soumises à de nombreuses privations, décou-
ragées, exposées au froid humide, et exténuées par des

marches trop longues, sont ravagées par cette maladie. Elle est alors extrêmement meurtrière, et telle que nous l'avons vue dans la déplorable retraite de 1813. A cette époque, elle était contagieuse à un haut degré. Nos populations de la Lorraine furent décimées par elle.

Comparer, comme le fait le savant Liebig, l'altération que le sang éprouve alors à celle que subit un liquide sucré sous l'influence du ferment, est une vue *à priori* dont je crois qu'il faut se défier; et d'ailleurs, la comparaison ne pourra jamais être juste, parce que, dans l'économie animale, la nature a placé des organes sécréteurs précisément pour purifier nos humeurs, les débarrasser des substances nuisibles, et que rien de pareil n'existe dans le tonneau du brasseur ou dans celui du vigneron.

Que cette maladie soit amenée lentement par le froid humide et par toutes les autres causes qui diminuent les fonctions de la peau, ou qu'elle soit le résultat d'un empoisonnement miasmatique, comme c'est encore sur les sécréteurs acides que ces miasmes agissent le plus énergiquement, et qu'enfin leur action est en tout semblable, quant aux effets produits, à celle des autres causes de cette fièvre, relevons donc chez nos malades les fonctions de la peau, afin de débarrasser l'économie des substances nuisibles qui l'infectent et qui compromettent si gravement l'existence.

On pourra m'objecter que la fièvre continue de 1667 et 1668 dont parle Sydenham, débutait par d'immenses sueurs qui ne la guérissaient pas; que la sueur n'est donc pas le véritable remède de la fièvre typhoïde ou continue; mais j'ai déjà fait remarquer que cette fièvre était une variété de la suette, maladie entièrement différente de la fièvre typhoïde, d'une nature tout-à-fait opposée, exigeant un traitement tout contraire, ainsi que je crois l'avoir démontré dans deux mémoires que j'ai publiés sur cette grave affection.

Si M. le professeur Forget a voulu ranger la suette parmi les entérites folliculeuses ou fièvres typhoïdes, cela vient de ce que ce médecin a manqué d'occasions favorables pour l'étudier; mais Sydenham avait déjà bien constaté la grande différence qui existait entre cette fièvre et les fièvres continues ordinaires.

Pour rétablir les fonctions de la peau chez les malades au début de la fièvre typhoïde, pour les faire transpirer abondamment et d'une transpiration acide, je ne connais pas de remède plus efficace que les lotions alcalines prescrites par mon frère, contre toutes les maladies qui ont pour cause l'affaiblissement des sécréteurs acides. Ces lotions, qui ont l'aluminate sodique pour base et dont la formule se trouve partout aujourd'hui (*), répétées cinq ou six fois par jour sur tout le corps, et soutenues par des boissons légèrement sudorifiques, telles que l'infusion de tilleul, de roses ou de fleurs pectorales, amènent promptement une sueur abondante et d'autant plus acide que la lotion est elle - même plus alcaline. Cette sueur doit être soutenue quelquefois pendant plusieurs jours de suite, souvent un seul jour suffit pour rétablir entièrement le malade : mais il ne faut pas alors le changer de linge aussi fréquemment qu'on a l'habitude de le faire, on le refroidirait et on aggraverait son mal. Il faut augmenter ses couvertures, le laisser suer souvent jusqu'à ce qu'il ait mouillé un épais matelas, et en

(*) Lessive de soude caustique pesant 6, 8, 10 ou 12 degrés de l'aréomètre de Baumé, suivant que vous voudrez préparer les liniments nᵒˢ 3, 4, 5 ou 6. Saturez-la avec alumine en gelée précipitée de l'alun à l'aide de l'ammoniac. Ajoutez par litre, alcool à 36 degrés saturé de camphre, grammes 25. On chauffe au bain-marie deux cuillerées environ de ce liniment pour une lotion générale que l'on fait sous les couvertures du malade, de peur de le refroidir, et en se servant pour cela d'un petit morceau de linge fin. On ne frictionne pas, on lave seulement.

le changeant de linge et de lit, l'entourer de précautions dont on ne se doute pas du reste dans la plupart de nos hôpitaux.

S'il est nécessaire de réchauffer beaucoup la peau du corps des malades affectés de fièvre typhoïde, ou du moins d'en activer beaucoup les fonctions, il faut que leur tête soit maintenue dans une atmosphère plutôt fraîche que chaude. En effet, le cerveau est le plus puissant collecteur du fluide nerveux ou du fluide électrique qui se produit dans le reste de l'économie ; quand donc tout un système d'organes est surexcité et l'autre affaibli, le cerveau est exposé à éprouver une tension morbide qui peut amener les plus graves accidents. Cette tension, on le comprend, est due tantôt à l'électricité positive, tantôt à l'électricité négative, suivant que ce sont les sécréteurs négatifs ou les sécréteurs positifs qui se trouvent affaiblis. Elle doit nécessairement s'exercer dans ces deux cas sur des portions différentes du cerveau, et que l'observation déterminera sans doute plus tard. Dans ces deux cas aussi, lorsque la tête est maintenue dans une atmosphère trop chaude, sa tension augmente, et, chose bien digne de remarque, qu'elle soit positive ou négative, elle développe une série de symptômes à peu près pareils, à ce point qu'ils ont été confondus par les praticiens et traités de la même manière, sous les noms de fièvre cérébrale, d'encéphalite, de méningite, etc. Cette confusion est déplorable et cause les plus graves accidents. Quand la tension morbide du cerveau est amenée par le défaut d'action des sécréteurs acides et la surexcitation du système opposé, il faut, pour la diminuer, combattre énergiquement sa cause, relever les fonctions de ces sécréteurs, exciter surtout la peau. C'est à cette tension positive que sont dus les accidents cérébraux de la fièvre typhoïde ; aussi les vésicatoires, les sinapismes, et mieux que tout cela, les lotions générales

alcalines sont-ils on ne peut pas plus convenables alors ;
tandis que, dans la tension cérébrale morbide opposée, telle
que la fièvre cérébrale des enfants, tension négative et
caractérisée par une surexcitation violente de la peau, il faut
agir sur cette dernière en diminuant sa vitalité, soit par des
lotions acidules, soit par des lotions d'eau froide.

La question du régime auquel on doit soumettre les malades affectés de fièvre typhoïde, est une question très-
importante. Aujourd'hui l'opinion la plus générale, c'est
qu'il faut leur prescrire une diète absolue aussi long-temps
que dure la fièvre, à moins que son extrême prolongation
ne conduise le malade au marasme. On n'a pas assez réfléchi
que cette diète absolue, prolongée pendant deux, trois ou
quatre septenaires, est à elle seule une cause de mort très-
active : vous avez donné impunément, dites-vous, à vos
malades, cinq et six grammes même de sulfate de qui-
nine par jour, pendant plusieurs jours de suite, et sous
prétexte de ne pas irriter ce tube digestif, si tolérant cependant, vous refusez jusqu'à une seule cuillerée de bouillon
ou de lait ! Mais qui vous dit que cette diète si sévère n'est
pas une des causes de l'érosion des plaques de Peyer, n'est
pas la cause la plus active peut-être de la mortalité dans
cette maladie.

En 1839, j'eus au Val-d'Ajol, non loin de la Feuillée,
quatre malades affectés de fièvre typhoïde grave, délirant
tous quatre, ayant tous quatre le dévoiement : je ne fis près
d'eux que de la médecine expectante. Je leur permis quelques
cuillerées chaque jour de lait ou de bouillon léger, et tous
quatre guérirent.

En 1841, le jeune Henri, des Granges-de-Plombières,
âgé de 21 ans, alla voir à l'hôpital de Nancy un de ses
parents atteint de fièvre typhoïde. De retour chez lui, il
fut bientôt obligé de s'aliter ; il avait la même maladie que

son parent et à un très-haut degré. Frissons, douleur de tête et de membres, dévoiement, délire violent, rien n'y manquait. Deux de ses frères, plus jeunes que lui, et sa mère eurent successivement la même maladie et avec les mêmes caractères. Nous étions au milieu de l'été; j'étais encore incertain sur la nature de cette affection. Je ne fis aussi que de la médecine expectante. Je prescrivis de la tisane d'orge, un peu de lait ou de potage léger pour nourriture, suivant le goût des malades, et tous guérirent en trois ou quatre septenaires. La même année, je trouvai chez deux familles qui habitaient la même maison, dans la section du Noirmont au Clerjus, sept personnes alitées par suite de la fièvre typhoïde. On était alors au milieu de l'automne. La température était humide et froide. La commune était ravagée par cette fièvre et par la dyssenterie : je m'en tins à la médecine expectante comme aux Granges-de-Plombières, et je ne perdis qu'un de ces sept malades. C'était une femme de 50 ans environ, qui avait depuis longtemps une très-mauvaise santé. Croit-on que j'aurais été beaucoup plus heureux si j'avais enlevé à ces quinze malades 20 kilogrammes de sang en saignées coup sur coup, et si je leur avais prescrit pendant quinze ou vingt jours une diète absolue (*) ?

(*) Les médecins ont trop oublié de nos jours que la diète prolongée peut à elle seule provoquer les plus graves ulcérations intestinales. Je crois qu'elle joue un très-grand rôle dans la production des désordres observés chez les malades affectés de la fièvre typhoïde, quoiqu'il faille accorder souvent aussi dans ces cas une grande influence à la supersécrétion bilieuse et à l'action de ce liquide sur la muqueuse intestinale, action très-comparable alors à celle qu'exerce sur la lèvre supérieure la sérosité qui s'écoule du nez dans le corysa, et qu'on ne peut modifier avantageusement qu'en diminuant l'excitation du foie par le rétablissement des sécrétions de la peau.

Mais Hippocrate, me dira-t-on, n'ordonnait alors comme aliment que de la tisane. Je le sais bien, mais sa tisane était une purée d'orge très-nourrissante et tout-à-fait différente de nos tisanes ordinaires. Nourrissons donc nos malades affectés de fièvre typhoïde ; mais bornons-nous alors à leur donner quelques cuillerées de lait pur ou coupé, ou de bouillon léger, suivant que l'un ou l'autre de ces aliments sera plus ou moins bien accueilli par l'estomac du fébricitant. Une cuillerée souvent suffira pour un repas, mais elle suffira aussi pour mettre le tube intestinal à l'abri des redoutables accidents que la diète absolue entraîne si souvent à sa suite.

Je pourrais citer un grand nombre de faits, puisés dans la pratique de mon frère et dans celle de mon confrère et de mon ami, M. Fleurot, médecin au Val-d'Ajol, qui, tout jeune encore, est déjà un excellent observateur ; mais mon travail dépasserait alors de beaucoup les bornes d'une lecture académique et serait sans fruit réel pour les personnes qui me liront. L'abondance des faits cache souvent la pauvreté des idées ; ce n'est pas que je veuille nier leur importance, mais on en a étrangement abusé. Des faits ! rien que des faits ! a-t-on crié de toutes parts ; plus de théorie, c'est-à-dire plus de science, rien que de l'empirisme que l'on fera progresser à l'aide d'expériences téméraires sur les pauvres malades. Tout en blâmant la partialité de notre époque pour les faits, que du reste elle observe mal, ainsi que je crois l'avoir suffisamment démontré, je vais en citer quelques-uns puisés dans ma propre pratique.

Les deux premiers présenteront ce phénomène curieux et assez fréquent au début de la fièvre typhoïde, des vertiges et des évanouissements provoqués par la station, argument très-puissant contre les partisans de la saignée dans cette grave maladie.

Mademoiselle D...., servante chez madame Lambinet à Plombières, est âgée de dix-huit ans. Elle est réglée peu abondamment chaque mois. A la fin de l'automne dernier on me fit appeler pour la soigner. Elle se plaignait d'une violente céphalalgie frontale ; elle était pâle et s'évanouissait dès qu'elle était assise ou levée. Son pouls était lent et assez développé, sa langue était nette, son ventre n'était pas douloureux ; elle avait perdu l'appétit. Une sœur d'hôpital voulait la purger le jour même où les accidents étaient devenus plus graves ; on me fit appeler. Quelques cuillerées de bouillon furent vomies devant moi. J'appris que, depuis trois semaines environ, cette jeune fille se plaignait habituellement du froid. Je lui prescrivis cinq lotions par jour avec le liniment n° 5 de mon frère, et je la fis suer abondamment pendant deux jours. Les douleurs de tête disparurent ainsi, mais la faiblesse était la même, et dès que notre jeune fille se tenait assise ou debout la lipothymie reparaissait. J'attribuai cette faiblesse à de mauvaises conditions du sang amenées par le défaut d'action de la peau ; je prescrivis des ferrugineux associés à la soude. Sous l'influence de cette médication, notre malade retrouva promptement ses forces et sa santé.

N'est-il pas extrêmement probable que si mademoiselle D..... avait été soignée dans tel de nos grands hôpitaux et saignée coup sur coup, on aurait vu tous les accidents devenir de plus en plus graves et bientôt mortels ? Mais cela est plus que probable puisqu'elle s'est rétablie avec une merveilleuse promptitude, à l'aide de moyens entièrement opposés à ceux que prescriraient en cas semblable MM. Bouillaud ou Forget. Ces réflexions peuvent

également s'appliquer au cas suivant, qui, de même que
le premier, peut être considéré comme une fièvre typhoïde
à son début. Dans ces deux cas, l'influence du refroidissement de la peau sur le cerveau est bien manifeste et
fort remarquable. Nous trouvons dans Bayle plusieurs
observations du célèbre Marcus, où des bains chauds et
des ferrugineux ont guéri très-rapidement des fièvres
continues ayant tous les caractères de la fièvre typhoïde
la mieux dessinée. Malheureusement le médecin de Bam-
berg, entraîné par des vues théoriques *à priori*, par de
simples hypothèses, ne sut pas tirer de ces faits remarquables les conséquences qui en découlent, et ses contem-
porains, qui sont presque les nôtres, ne l'ont pas mieux
su que lui.

Le 10 janvier dernier, je fus consulté pour une jeune
femme de la section du Bas-d'Hérival, commune du Val-
d'Ajol. Cette malade s'était refroidie plusieurs jours de
suite, et avait eu aussi de vives inquiétudes à l'occasion
d'un de ses enfants-atteint d'une angine croupale. Cette
femme s'évanouissait comme la jeune D.....; elle avait
la peau sèche, des frissons, la tête douloureuse et lourde,
la langue saburrale, le ventre légèrement météorisé, 120
pulsations par minute. La maladie était à son début. Des
lotions alcalines, secondées par des infusions de tilleul et
de roses, amenèrent promptement d'abondantes sueurs, et
quelques jours suffirent au complet rétablissement de cette
mère de famille.

Madame***, de la commune du Val-d'Ajol et de la
section de la Croisette, était alitée depuis six jours au mois
de novembre dernier lorsqu'elle me consulta. Elle avait
la peau sèche et brûlante, 130 pulsations par minute,
la langue saburrale, la tête douloureuse. Elle se plaignait
aussi de douleurs contusives dans les membres, le ventre

météorisé était douloureux à la pression. La maladie avait
été précédée par une grande sensibilité au froid et par
des frissons. Les lotions alcalines et les boissons légèrement sudorifiques amenèrent promptement d'abondantes
sueurs et le rétablissement de notre malade.

Ici il n'y avait encore ni délire ni dévoiement, mais
il y avait frissons, céphalalgie, douleurs de membres et
fièvre continue, symptômes caractéristiques de la fièvre typhoïde; et bien certainement il n'aurait fallu que peu de
jours aux saignées et aux purgatifs pour compléter chez
notre malade le cortège habituel de cette fièvre.

Madame veuve Rollot, âgée de soixante et dix ans, était
malade depuis huit jours lorsqu'elle me fit appeler dans
le courant du mois de mars dernier. Elle avait été ad-
ministrée, me dit-on, la veille. Sa langue était saburrale,
sa peau sèche et chaude, sa tête lourde et douloureuse.
Elle avait chaque jour deux ou trois selles très-fétides
en dévoiement. Elle délirait la nuit, son ventre était météorisé, son pouls donnait 120 pulsations par minute.

Je prescrivis comme chez nos autres malades des lotions
générales avec le même liniment, des boissons légèrement
sudorifiques et un vésicatoire à chaque jambe. Dès le
troisième jour, madame Rollot entrait en convalescence.
Ici la fièvre typhoïde avait déjà des caractères plus pro-
noncés et cependant elle a cédé encore avec une merveilleuse facilité aux excitants de la peau.

M. Faron, de la section de Dessous-le-Bois, commune
du Clerjus, eut, à la suite de refroidissements, des frissons, puis il fut obligé de s'aliter, et après huit jours
de fièvre continue, il fit appeler, en mon absence, M. le
docteur Grillot, de Plombières, pour lui donner des soins.
Ce malade se plaignait d'une douleur de dos, contre laquelle
mon confrère prescrivit quelques ventouses qui la gué-

rirent; mais 12 jours après M. Faron était encore faible,
alité et sans appétit. Il était sans fièvre, sa langue était
belle, son ventre n'était pas douloureux. Les toniques
étaient parfaitement indiqués dans ce cas, mais je préférai
n'agir que secondairement sur le tube intestinal; je prescrivis des lotions alcalines, et sous leur influence, la convalescence se dessina à l'instant même.

La fille de M. Faron, jeune personne de dix-huit ans,
sous l'influence du chagrin que lui causait la maladie de
son père, et sous l'influence aussi des propriétés conta-
gieuses de cette affection, se plaignait de frissons et s'alita
bientôt après. Elle avait une violente céphalalgie frontale,
la peau sèche et brûlante, le dégoût de toute espèce d'a-
liment, de la soif, la langue saburrale, le ventre météorisé
et de vives douleurs dans les membres. Cet état durait
depuis huit jours lors de ma première visite; le coucher
était en supination, mais les règles avaient paru le matin
même. Les lotions alcalines réussirent encore ici comme
dans les cas précédents, et un septenaire suffit à leur aide
pour amener la convalescence.

Je fus appelé le 14 avril dernier chez M. Petitjean, aux
Charrières, commune du Val-d'Ajol, pour soigner son
fils âgé de dix-huit ans. Ce jeune homme grand et fort
était alité depuis trois jours; il avait une violente céphalalgie frontale, la peau sèche et chaude, les pieds froids,
la langue rouge à la pointe, une toux sèche et presque
continuelle. Son pouls donnait 130 pulsations par minute.
La percussion de la poitrine n'indiquait rien; l'oreille
appliquée sur cette région percevait du râle bronchique
au sommet des deux poumons. Le ventre n'était pas douloureux à la pression, seulement cette dernière développait
un peu de gargouillement dans la fosse iliaque droite;
il y avait sur la région abdominale et sur les côtés du

thorax quelques sudamina et quelques taches ressemblant à des piqûres de puces ; le malade était abattu, il se plaignait de douleurs contusives dans les membres ; sa figure avait une expression d'hébétude, sa parole était lente, il avait un peu de surdité.

Ses parents attribuaient sa maladie à des refroidissements occasionnés par des courses nocturnes. Toujours est-il qu'au début de son mal il avait eu des frissons. Notre malade couchait alors dans une chambre froide et n'avait pas encore été veillé pendant la nuit. Je le fis mettre dans une chambre chaude avec une garde près de lui. Je prescrivis six lotions alcalines par jour avec le liniment n° 5, pour rétablir les fonctions de la peau. D'heure en heure je fis mettre une cuillerée d'ammoniac dans un vase près du lit du malade, afin de calmer l'irritation pulmonaire à l'aide d'inspirations alcalines. Je donnai pour bouillon l'infusion de fleurs pectorales et de roses de Provins, pour nourriture quelques cuillerées de lait coupé ou de bouillon léger. Je prescrivis aussi six centigrammes d'extrait aqueux d'opium dans une potion gommeuse de 150 grammes, à prendre par cuillerée d'heure en heure.

Dès la seconde lotion, le malade eut une sueur abondante, qui durait encore lors de ma visite le lendemain matin. Sa nuit avait été agitée, il avait eu du délire, deux selles en dévoiement, mais sa toux était déjà considérablement diminuée, ainsi que la céphalalgie et les douleurs de membres.

Je continuai les mêmes prescriptions. Dès le troisième jour il y eut un ralentissement très-marqué du pouls. Il ne donnait plus alors que 100 pulsations par minute. Le 18 avril, la fièvre, le dévoiement, la toux, le délire et la douleur avaient cessé, le malade dès ce jour entra en convalescence.

Le jeune Bolmont, dit Vévot, âgé de 27 ans environ, demeurant aussi au Val-d'Ajol, non loin de chez Petitjean, avait enseveli et porté en terre un enfant mort sans traitement de la fièvre typhoïde, dans une maison où toute sa famille en fut affectée. Saisi de dégoût à la suite de ces tristes occupations, on l'obligea encore à boire de l'eau-de-vie dans la chambre mortuaire, ce qu'il ne fit qu'avec la plus grande répugnance. Pendant quinze jours il se plaignit de la perte de son appétit, de pesanteur de tête, de faiblesse et de frissons. Il fut enfin obligé de s'aliter le 19 avril. Ce ne fut que le 27 du même mois que la gravité de son état obligea ses parents à m'appeler. Je le trouvai couché en supination. Sa peau était très-chaude et très-sèche, son pouls donnait 130 à 140 pulsations par minute. Sa langue était sèche, rude, rouge à la pointe et au centre et profondément gercée. Ses dents étaient sèches et noirâtres à leur base. De nombreux sudamina et de petites taches noires couvraient largement le ventre et la poitrine. Le ventre était ballonné. Il n'était pas douloureux à la pression, qui développait un gargouillement bien marqué dans la fosse iliaque droite. La soif était modérée, le malade appétait l'eau fraîche et pure. Il avait par jour d'une à deux selles en dévoiement et très-fétides.

Bolmont délirait habituellement, quoiqu'il répondît juste aux questions qu'on lui faisait. La surdité bien prononcée dès ma première visite augmenta beaucoup encore les jours suivants. Il y avait un peu de toux.

Je prescrivis six lotions générales par jour avec le liniment n° 5, l'infusion tiède ou chaude de fleurs pectorales et de roses de Provins; pour aliment deux cuillerées seulement de bouillon maigre ou de lait caillé, trois ou quatre fois par jour.

Le 27 et le 28 on ne fit chaque jour que deux lotions au lieu de six. Il y eut cependant déjà un peu de ralentissement du pouls, mais point de sueur, et les selles furent moins fétides ; mais le 30 et les jours suivants on fit exactement les lotions prescrites, et je fis faire en outre tous les soirs trois applications successives de pommes de terre bien chaudes sur les jambes et les pieds. La sueur devint ainsi très-abondante. Ce traitement fut continué jusqu'au 2 mai inclusivement. Le malade était dès-lors en pleine convalescence. Depuis la veille il n'avait plus de selles, plus de délire, plus de fièvre. Le 3 mai il put aller déjà se promener autour de la maison.

La jeune Balandier, âgée de vingt-un ans, voisine de Bolmont et proche parente de la petite fille qu'il avait inhumée, avait ses règles lors des obsèques de cette dernière ; obligée d'y assister, elle fut refroidie : elle avait aussi la même répugnance que Bolmont. Ses règles furent moins abondantes que de coutume ; pendant une quinzaine de jours elle se plaignit de faiblesse, de dégoût, de froid. Elle fut obligée de s'aliter le 23 avril. Elle avait alors des frissons, une violente céphalalgie frontale, des vertiges, des douleurs contusives dans les membres et le dos. On me fit appeler le 27 pour la soigner. Je la trouvai couchée en supination, se plaignant de fortes douleurs au front et dans toutes les parties du corps qui reposaient sur son lit. Elle avait la peau moite, 120 pulsations par minute, la langue humide mais large et un peu rouge au bord. La pression du ventre était douloureuse dans le flanc droit, elle développait un peu de gargouillement dans la fosse iliaque du même côté. Sur le ventre, il y avait de rares sudamina mais point de taches. Tous les jours notre malade avait une selle en dévoiement. Sa respiration était courte et haute, elle avait quelques accès d'une toux facile. De temps en temps, pour soulager son dos, sa mère la tournait à grande peine sur l'un ou l'autre côté. Elle était très-découragée, se plaignait beaucoup, mais elle ne délirait pas. Je pensai d'abord que quelques applications de pommes de terre chaudes sur les jambes et les pieds et des infusions de tilleul suffiraient, en augmentant la transpiration, pour juger la maladie ; mais le 2 mai, l'état de notre malade ne s'était pas amélioré. Je prescrivis nos lotions alcalines ainsi que l'infusion de roses de Provins et de fleurs pectorales. Le 7 mai, la jeune Balandier était en pleine convalescence.

Après tous les développements théoriques dans lesquels je suis entré, ces faits me paraissent suffisants pour convaincre au moins mes confrères que les idées actuelles sur la fièvre typhoïde n'ont pas de base solide ; que cette maladie a été mal et incomplétement étudiée, et que notre époque scientifique est assez avancée pour pouvoir éclairer bientôt tout ce qu'il y a d'obscur encore dans cette grave maladie. Il est probable qu'indépendamment des lotions alcalines, les préparations ferrugineuses, si heureusement employées par Marcus, et qui paraissent avoir hâté beaucoup le rétablissement de la jeune D........, joueront un grand rôle dans le traitement de cette fièvre. En terminant ce travail bien incomplet, je crois devoir m'excuser d'avoir pris trop souvent peut-être un ton affirmatif, là où j'aurais dû plutôt exprimer un doute. Je suis bien loin de prétendre avoir tout dit sur la fièvre typhoïde. Je m'estimerais très-heureux d'avoir pu seulement planter quelques jalons dans la voie nouvelle, encore presque toute entière à tracer.

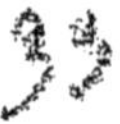

9 782016 196977